ÉTUDE

SUR UNE

ENDÉMO-ÉPIDÉMIE DE DIPHTÉRIE

à BILLY (Allier)

EN 1894

Communication présentée à la Société des Sciences Médicales de Gannat

A LA SÉANCE DU 5 DÉCEMBRE 1894

PAR LE DOCTEUR DE LA MALLERÉE

Secrétaire de la Société des Sciences Médicales de Gannat,
Ancien Interne à l'Asile National de Vincennes,
Ancien chef de clinique des maladies du larynx et des voies respiratoires, Paris (Krishaber),
Membre de la Société Ethnographique de France,
Membre fondateur de la Société française de Laryngologie et d'Otologie,
Médecin consultant à Vichy

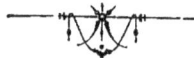

GANNAT

IMPRIMERIE & PAPETERIE F. MARION

Grande-Rue, Rue & Place du Château

1894

ÉTUDE

SUR UNE

ENDÉMO-ÉPIDÉMIE DE DIPHTÉRIE

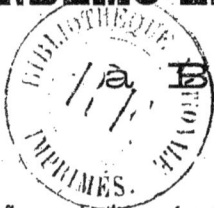

à BILLY (Allier)

EN 1894

Communication présentée à la Société des Sciences Médicales de Gannat

A LA SÉANCE DU 5 DÉCEMBRE 1894

PAR LE DOCTEUR DE LA MALLERÉE

Secrétaire de la Société des Sciences Médicales de Gannat,
Ancien Interne à l'Asile National de Vincennes,
Ancien chef de clinique des maladies du larynx et des voies respiratoires, Paris (Krishaber),
Membre de la Société Ethnographique de France,
Membre fondateur de la Société française de Laryngologie et d'Otologie,
Médecin consultant à Vichy

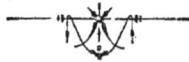

GANNAT

IMPRIMERIE & PAPETERIE F. MARION

Grande-Rue, Rue & Place du Château

1894

Billy S

136 Maisons.
152 Ménages.
412 Habitants.

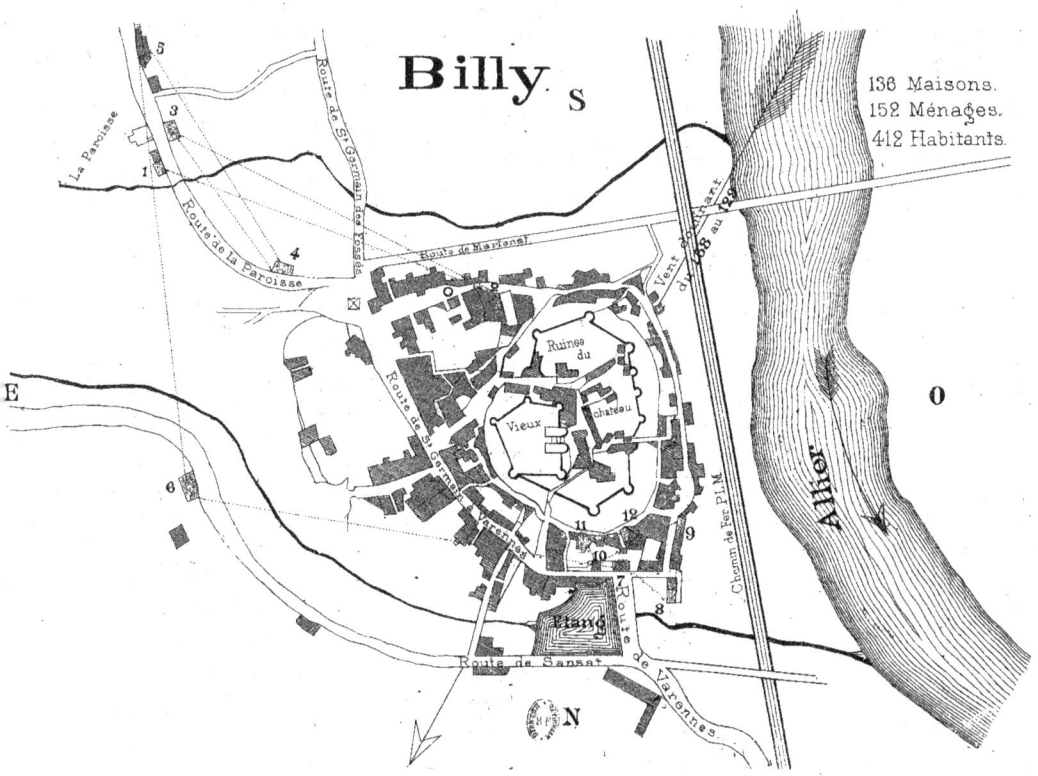

La Paroisse

Route de St. Germain des Fossés

Route de la Paroisse

Route de Marlenal

Vent d'Amont du 68 au 73

Allier

E

O

Route de St. Germain des Varennes

Ruines du Vieux château

Chemin de fer P.L.M.

Route de Varennes

Route de Sansat

Étang

N

ÉTUDE

SUR UNE

ENDÉMO-ÉPIDÉMIE DE DIPHTÉRIE

a BILLY (Allier)

En 1894

Cette année encore, la diphtérie est venue frapper la population de Billy, commune de 970 habitants, du canton de Varennes-sur-Allier, dont elle est distante de 10 kilomètres ; elle s'est localisée, pour ainsi-dire, dans l'agglomération qui forme le chef-lieu de la commune. Ce chef-lieu compte 412 habitants, formant 152 ménages, répartis dans 136 maisons, accrochées, pour la plupart, aux flancs du mamelon escarpé au sommet duquel, à 370 mètres environ d'altitude, se dressent les ruines imposantes du vieux château fort bien connu et qui, au XVe siècle, était réputé pour une place très forte.

Ces maisons sont presque toutes fort misérables, ne recevant le jour et l'air que d'un seul côté, elles sont très humides ; jetées là, pêle-mêle, sans ordre, sans alignement, des sentiers et des passages permettent de circuler à travers ce dédale où l'on rencontre partout des hangars, des coins, des recoins, où s'amoncellent les immondices depuis des siècles ; naturellement, ce qui sert de rues, est le domaine des animaux de basse-cour.

Le mamelon sur lequel est bâti le village, forme le dernier contrefort d'une chaîne de collines venant de l'Est et se terminant à l'ouest, à l'Allier qui coule à son pied, dans la direction du Sud au Nord. La ligne du chemin de fer Paris-Lyon passe à la naissance de la côte, entre la rivière et Billy. Au nord, sur le bord gauche de la route de Varennes à Saint-Germain-des-Fossés qui passe sur sa chaussée, se trouve à 338 mètres d'altitude, un petit étang donnant des émanations fort peu agréables, surtout le matin et le soir, la route poursuit son chemin comme elle peut sur le versant Nord-Est et une partie du versant Sud-Est du village en contournant péniblement les maisons mal rangées. Au midi, son petit ruisseau, affluent de l'Allier et traversant un hameau dit la Paroisse, dont nous aurons à reparler, coule au fond d'un ravin très profond ; sur les bords de ce ravin et principalement au carrefour des routes de Saint-Germain et de Marcenat, se trouve un amoncellement d'immondices de toutes sortes. A son embouchure dans l'Allier, ce ruisseau forme un delta fangeux et nauséabond.

Dans ce village, très pittoresque du reste, vit une population en général peu aisée, composée de petits ouvriers journaliers, de quelques négociants et de quelques petits propriétaires, en grande partie tous gens fort peu au fait de ce que peut bien être l'hygiène mais, en somme, assez robustes et chez lesquels les maladies ne sont pas plus fréquentes que dans un milieu plus soigné.

C'est dans ce village, dont la description m'a semblé indispensable, qu'il m'a été donné d'observer l'épidémie de dyphtérie, sujet de ce travail.

Depuis plusieurs années, cette maladie se montre périodiquement à Billy et depuis trois ans les premiers cas se sont inéluctablement produits dans le mois d'octobre. En 1893, les cas ont été plus nombreux qu'en 1892 ; la mortalité a été des deux tiers. Enfin, cette année, le nombre des malades s'est encore accru. J'ai eu la bonne fortune d'être appelé à voir tous les cas qui se sont produits, sauf deux, que mon excellent confrère, le docteur de Lageneste, en villégiature aux environs, a vu et dont il a eu l'amabilité de me donner les observations. Nous avons vu ensemble un troisième cas ; j'en ai vu deux autres avec le docteur Jardet, de Vichy, et les autres n'ont été vus que de moi. En tout, douze cas, ce qui nous donne, vu le nombre d'habitants, la proportion de 3,43 0/0 de la population comme contaminés. Ce chiffre est un des plus élevés des statistiques que j'ai pu retrouver. Sur ces douze cas, il y a eu deux décès qui doivent compter à l'actif de l'épidémie, mais sur lesquels nous reviendrons plus loin.

Pour rendre la marche de l'épidémie plus facile à suivre, j'ai relevé le plan de Billy et marqué en rouge les maisons où il y a eu des dyphtéries. Chaque maison ainsi indiquée, porte un numéro indiquant l'ordre dans lequel la contagion s'est produite. Je dois dire ici que le vent régnant pendant la durée de l'épidémie a été à peu près fixe du Sud-Ouest, et que la température a été assez clémente, il n'a gelé qu'une seule nuit. Mais, avant d'aller plus loin, je crois opportun de rapporter mes observations ; la connaissance des faits aidera à suivre le récit de cette étude.

PREMIER CAS

Enfant de cinq ans, morte en trois jours ; la marche a été très rapide. L'année dernière, deux enfants sont morts de dyphtérie dans la même maison qui a été très mal désinfectée.

DEUXIÈME CAS

Enfant de cinq ans, qui fut vu le deuxième jour après le début, 18 septembre. Elle présente une fièvre intense, exacerbation du pouls et élévation de la température ; la gorge est tapissée de pseudo membranes. Adénite intense.

Le 19, les symptômes vont en augmentant ; le soir, injection de sérum.

Le 20, la nuit a été fort mauvaise à tous les points de vue ; cependant, vers le matin, l'état s'amende. Le soir, nouvelle injection.

Le 21, le mieux s'accentue, la fièvre est tombée, les fausses membranes se décollent, on remarque un sillon qui les entoure. Nouvelle injection de sérum.

Le 22, le mieux continue.

Le 23, plus de fausses membranes, l'enfant est guérie, joue sur son lit, demande à se lever et à manger. Convalescence.

La maison a été désinfectée.

TROISIÈME CAS

Femme de 37 ans, qui a soigné la fillette du premier cas, reste quatre jours sans se soigner ; le cinquième jour elle est vue. Elle est au plus mal ; les pseudo-membranes ont envahi toute la gorge, le larynx et les bronches sont prises. Adénite énorme, suffocation. Néanmoins, une injection de sérum est faite le soir. La malade meurt dans la nuit.

QUATRIÈME CAS

Jeune femme de 30 ans, très légèrement atteinte. Début le 19 octobre. Adénite légère à gauche, salivation abondante.

Petite plaque à gauche qui a cédé le 23 octobre au collutoire à l'acide salicylique.

CINQUIÈME CAS

Femme de 55 ans, qui a soigné la fillette du premier cas il y a dix jours. Vue le 26 octobre, début un jour. Fièvre assez intense ; pouls, 150, température, 39,1.

L'amygdale droite est le siège d'un gonflement considérable et porte une membrane grande comme une pièce de deux francs. La déglutition n'est pas douloureuse, fièvre assez intense, adénite moyenne, douleurs de tête. Les fausses membranes renferment un grand nombre de bacilles de Lœffler sans association. Traitement collutoire à l'ichthyol toutes les deux heures ; collutoire à l'acide salicylique toutes les deux heures. Lavages fréquents à l'eau boriquée, précautions antiseptiques.

Le 27, la fièvre a baissée, pouls 110, température 38,3 ; les pseudo-membranes se détachent, j'en retire une énorme, me donnant le moule d'une amygdale et de la luette ; le côté gauche se prend. N'ayant plus de sérum et la fièvre diminuant, même traitement sans injection.

Le 28, le mieux continue, même traitement. Pouls, 96, température 37,5.

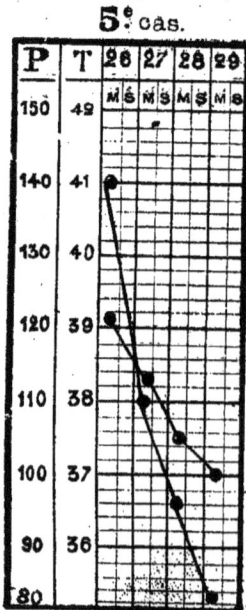

Le 29, état général absolument satisfaisant, pouls 82, température 37 ; toujours des fausses membranes qui se détachent
facilement mais reviennent. La gorge en est tapissée, enfin le
2 novembre, plus de fausses membranes ; l'adénite est à peu près
disparue, état général très bon ; il est survenu de la paralysie du
voile du palais qui persiste encore aujourd'hui.

SIXIÈME CAS

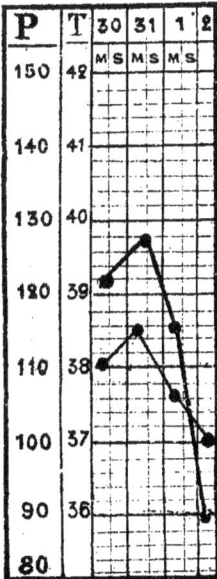

Jeune fille de 11 ans, début deux jours ; vue le 30 octobre.
Fièvre modérée, pouls 122, température 38 ; légère adénite, déglutition peu douloureuse, violent mal de
tête, courbature générale, légère plaque
à gauche. Les fausses membranes renferment le bacille de Lœffler, mais en petit
nombre.

6ᵉ cas

P	T	30	31	1	2
		M S	M S	M S	
150	42				
140	41				
130	40				
120	39				
110	38				
100	37				
90	36				
80					

Traitement : huile de ricin, 35 grammes, collutoire à l'acide salicylique toutes
les deux heures, gargarismes à l'eau
boriquée, limonade citrique.

Le 31, fièvre assez forte ; pouls 128,
température 38,5. La plaque a augmenté,
une autre se montre à droite ; même
traitement en plus un collutoire à l'ichthyol toutes les deux heures.

Le premier novembre, amélioration
sensible. Même traitement, pouls, 116,
température 37,6.

Le 2, plus de traces des plaques, état
général normal ; pouls 90, température 37.

SEPTIÈME CAS

Le 30 octobre, je fus appelé à dix heures du soir, pour une jeune femme de 32 ans qui se plaignait, depuis deux jours, de dysphagie. A ma visite, je trouve une fièvre assez forte ; pouls 132, température 39,2. De l'adénite sous-maxillaire, l'amygdale droite et la luette sont recouvertes d'une large fausse membrane qui est très adhérente. Il y a abondante salivation.

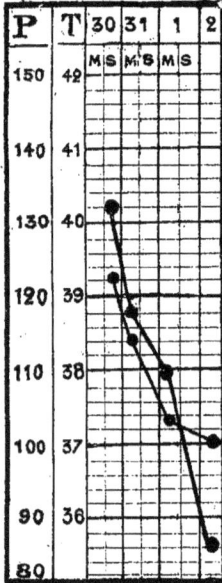

Traitement: collutoire à l'acide salicylique toutes les deux heures. Collutoire à l'ichthyol toutes les deux heures ; lavages à l'eau boriquée. Limonade citrique.

Le 31, amélioration sensible. Pouls 118, température 38,4. Même traitement. Le premier, le mieux s'accentue. Pouls 110, température 37,3. Même traitement.

Le 2, plus de fausses membranes ; état général normal. Pouls 81, température 84.

HUITIÈME CAS

Enfant de 3 ans, fillette bien constituée; début un jour. L'enfant a eu des frissons, elle était abattue, elle se plaignait de la tête. Vue le premier novembre, le matin, mêmes symptômes qui s'accentuent ; adénite sous - maxillaire, salivation abondante. L'enfant est très absorbée, ne s'occupe de rien, la gorge présente beaucoup de rougeur, l'amygdale gauche est recouverte d'une plaque qui la masque entièrement et est très adhérente; déglutition peu douloureuse. L'enfant boit du bouillon assez facilement.

Pouls 150, température 38,4. Pas d'albumine. Collutoire à

l'acide salicylique, irrigation à l'eau boriquée, limonade citrique. Le soir, les symptômes fébriles se sont notablement augmentés. Pouls 154, température 38,9 ; le facies est plombé. L'examen microscopique de la pseudo-membrane a été fait et a montré la présence du bacile de Lœffler associé au coccus de Brizou. Les fausses membranes tapissent le pharynx dans son entier. Une injection de sérum antidiphté-rique est faite dans le flanc ; elle ne provoque pas de douleur. Traitement : collutoire à l'acide salicylique, lotions boriquées, limonade citrique.

8.ᵉ cas

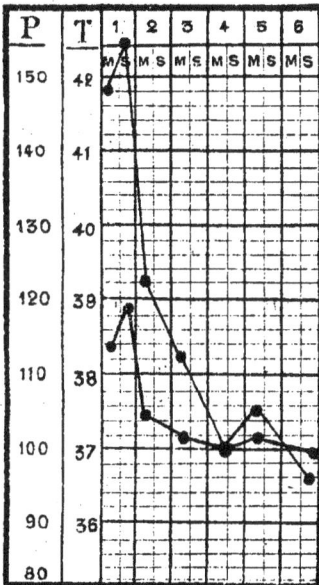

Le 2, au matin, les symptô-mes généraux se sont notable-ment amendés. Pouls 122, tem-pérature 37,5. Le teint semble redevenir meilleur, la respiration est bonne, l'enfant semble moins prostrée. Même traitement ; se-conde injection de sérum, indo-lore comme la première.

Le 3, au matin, amélioration sensible. Pouls 112, température 37,1. La nuit a été assez mauvaise, la petite malade a eu un accès de suffocation à la suite duquel elle a expulsé un paquet de fausses membranes après quoi la gaieté est revenue, elle a dormi sur le matin et son teint est presque bon ; la gorge est encore le siège de plusieurs fausses membranes, mais elles ont perdu leur adhérence et se laissent enlever relativement avec facilité ; une seule, sur la luette, résiste aux tractions. La déglutition devient de plus en plus douloureuse, l'enfant refuse énergiquement le collutoire ; elle fait elle-même ses lavages et s'en tire pas trop mal.

Le 4, le mieux s'accentue. Pouls, 100, température 37. La petite malade joue sur son lit ; la déglutition est moins doulou-reuse.

Le 5, continuation du mieux ; pouls 105, température 37,2. Il a été expulsé de nombreux fragments de fausses membranes.

Le 6, presque plus rien à la gorge, sur l'amygdale droite, il reste un petit lambeau de fausse membrane qui semble fort peu adhérent ; pouls, 96, température 37. Je supprime le collutoire et conseille des émollients et la limonade citrique.

Je ne revois ma petite malade que le 9 ; elle chante pour endormir sa poupée, c'est dire qu'elle est en pleine convalescence.

Avant de terminer cette observation, je dois dire que la mère est nourrice d'un enfant de deux mois. J'ai fait éloigner ce dernier et, chaque fois que la mère va lui donner le sein, elle se soumet à une désinfection aussi complète que possible, dans une maison d'ouvrier de campagne.

NEUVIÈME CAS

Jeune fille de 17 ans, vue le premier novembre ; début deux jours par quelques légers frissons, un peu de fièvre, de la céphalée et une gêne marquée de la déglutition. Ces symptômes sont allés en augmentant chaque jour et le premier novembre, quand je la vis, je comptais 190 pulsations et constatai 37°6 de température. La déglutition est très douloureuse ; une légère petite plaque sur le pilier postérieur droit ; pas d'albumine, légère adénite sous-maxilaire à droite. Les fausses membranes renferment le bacille de Lœffler seul et en petit nombre. Traitement : collutoire à l'ichthyol, lotions boriquées, limonade citrique, sinapismes.

Le 2, amélioration notable ; la plaque est disparue, la fièvre est tombée ; pouls 96, température 37°. Traitement : sinapismes, gargarismes émollients.

Les jours suivants, le mieux se continue et la malade peut reprendre ses occupations ; elle est couturière.

DIXIÈME CAS

Fillette de 9 ans, début le 3 novembre : Vu le 4 au matin. Enfant chétive, très limphatique ; maison d'une saleté répugnante, très petite, à peine éclairée et aérée. Le lit de la malade est situé par terre, sous un escalier qui conduit de la rue dans un logement au premier étage. Il est mort, l'année dernière une personne de dipthérie dans la pièce où est ma malade. Aucune désinfection n'a été faite. Le logement se compose de deux pièces. La famille comprend : le père, la mère et trois enfants.

10ᵉ cas

P	T	4	5	6	7	8
		M S	M S	M S	M S	M
150	42					
140	41					
130	40					
120	39					
110	38					
100	37					
90	36					
80						

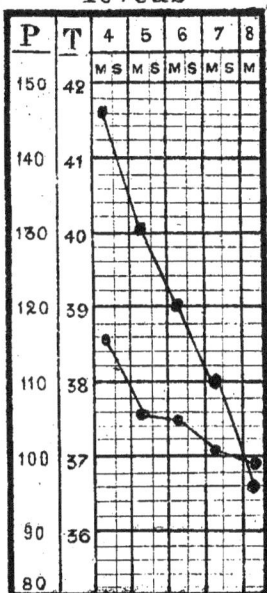

La petite malade se plaint d'un violent mal de tête, pléiade de petits ganglions en chapelet autour du cou ; la fièvre est assez violente. Pouls 136, température 38°6. Les deux amygdales sont le siège de petites plaques très adhérentes, rougeur généralisée de tout le pharynx. Traitement : collutoire à l'acide salicylique, lavages boriqués, limonade citrique.

Le 5, la nuit a été assez mauvaise ; l'enfant a déliré. Néanmoins, la fièvre a baissé, pouls 120, température 37°6. Les plaques n'ont point grandi ; je parviens à enlever celle de droite, celle de gauche est encore très adhérente, cependant on remarque un sillon rouge-vif qui la circonscrit. Même traitement.

Le 6, la fièvre diminue toujours. Pouls 110, température 37°1. La céphalée a disparu, la déglutition devient douloureuse. Même traitement.

Le 7, le mieux se confirme. Pouls 86, température, 36°9. La plaque de gauche a été expulsée ; la déglutition est très douloureuse. Je supprime le collutoire et donne un gargarisme émollient.

Le 9, la petite malade demande à se lever ; elle est en convalescence. Je conseille de la prudence et, vu son état cachectique, des toniques et de l'huile de foie de morue.

ONZIÈME CAS

Robuste jeune fille de 16 ans. Vue la première fois le 4 novembre au matin. Légère rougeur de tout le pharynx, salivation abondante, céphalée qui va en croissant depuis la veille, quelques petits frissons, fièvre assez intense, un peu de gêne à la déglutition ; la respiration semble brûler la gorge. Pouls 114, température 38º2. Traitement : gargarismes émollients, sinapismes, garder le lit.

Le 5, au matin, la fièvre augmente. Pouls 120 ; température 39·2, adénite sous-maxillaire très prononcée et très douloureuse, frissons incessants, la céphalée augmente de même que la dysphagie. Une petite plaque, grande comme une pièce de cinquante centimes, se montre sur l'amygdale gauche, elle est très adhérente. Je parviens cependant à en extraire un petit fragment dans lequel l'examen micrographique révèle la présence des bacilles de Lœffler associé à de nombreux staphylocoques. Avant cet examen, j'avais donné un collutoire à l'acide salicylique.

11º cas

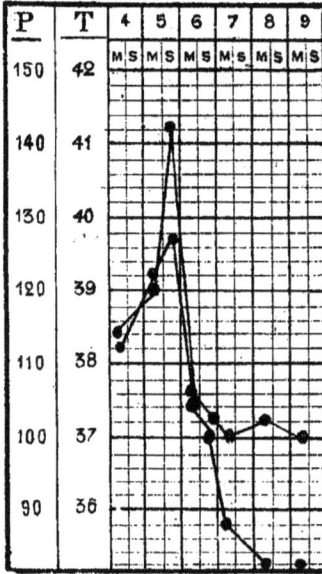

Le 5, au soir, après l'examen micrographique de la membrane, je résolus de faire le soir même, une injection de sérum.

A ma visite, je trouve la malade dans un état général bien plus grave que le matin. La céphalée s'est accrue, l'adénite a augmenté, les frissons n'ont cessé, la déglutition est cependant moins douloureuse, mais la fièvre a fait de rapides progrès, le pouls donne 142 et la température est de 39º7. Le facies est devenu plombé, la gorge toute entière est tapissée de fausses membranes, on ne voit plus de muqueuse saine, depuis le milieu du voile du palais jusqu'où l'œil peut atteindre. Séance tenante je fais une injection de sérum ; elle n'occasionne aucune douleur à la malade. Je conseille en plus un collutoire à l'ichthyol toutes les deux heures, des lavages à l'eau boriquée et des antiseptiques dans la maison.

Le 6, au matin, la nuit a été mauvaise ; vers le matin seulement les crises de suffocation se sont calmées, la céphalée a diminué. A ma visite, je constate une cédation notable dans les symptômes généraux. Pouls 105, température 37·8 ; l'état local est stationnaire, facies toujours aussi mauvais. Seconde injection de sérum.

Le 7, je ne puis voir ma malade que dans la soirée. La nuit précédente a été des plus mouvementée pour des raisons surtout extra-médicales. Le père de la jeune fille, ivrogne de profession, est rentré dans la nuit, ivre plus que de coutume et, après avoir tout cassé dans la maison, n'a rien trouvé de mieux à faire que de traîner en pleine rue, à 11 heures du soir, sa femme qui veillait, et sa fille qu'il a sorti de son lit ; il l'a ainsi exposée dans le simple appareil d'un costume de nuit à une température inférieure à 0⁰ (il a gelé cette nuit là) et cela pendant une heure environ ; les voisins ont pourtant fini par se rendre maître du forcené et permettre ainsi de mettre à couvert ma pauvre malade qui était en syncope ; elle revient bientôt à elle. A la suite de ces émotions et de cette réfrigération aussi brusque que prolongée, la malheureuse enfant eut des accès de suffocation très violents pendant lesquels elle réussit à expulser deux lambeaux de fausses membranes, l'un était le moule de l'amygdale gauche et de la luette, l'autre tapissait le pharynx, il mesurait trois centimètres sur deux. Aussi, à ma visite, je trouve la gorge presque complètement nettoyée ; l'état général est à la normale en temps que fièvre. Pouls 88, température 37⁰, seulement la dysphagie est très violente, je la combats par un gargarisme cocaïnisé. La malade a en outre de la paralysie du voile du palais.

La seconde injection faite la veille, a produit un peu de douleur environ une heure après qu'elle a été faite, puis une large ecchymose bleu-noirâtre, me dit-on, grande comme la main ; en une heure et demie environ, elle était devenue jaunâtre, mais toute coloration avait disparu en moins de douze heures. Le siège de l'injection que j'avais faite dans le flanc gauche reste un peu douloureux au toucher.

Le 8, de nouvelles fausses membranes ont été expulsées, l'état général reste bon. Pouls 80, température 37⁰2. Même traitement.

Le 9, plus rien à la gorge ; état général bon. Pouls 80, température 37⁰ ; la paralysie du voile du palais continue. Traitement toniques et gargarismes émollients.

DOUZIÈME CAS

Femme de 31 ans, début le 5 novembre ; vue le 7. Le 5, frissons, toute la journée fièvre, céphalée, courbature généralisée. Le 6, sensation de sécheresse et de picotement dans la gorge.

12°cas

P	T	7	8	9	10
150	42	MS	MS	MS	MS
140	41				
130	40				
120	39				
110	38				
100	37				
90	36				
80					

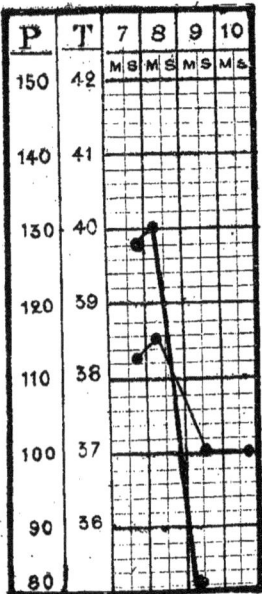

Le 7, à ma première visite, je trouve chez cette femme qui est très limphatique et très misérable, les symptômes ci-dessus énumérés mais accentués ; la fièvre est assez forte. Pouls 128, température 38° 2. Les ganglions sous-maxillaires sont tuméfiés seulement à gauche. Toute la gorge est rouge, l'amygdale gauche présente une petite plaque grande comme une pièce de vingt centimes, excessivement adhérente, dysphagie très grande. Traitement : collutoire à l'ichthyol, eau boriquée.

Le 8, salivation abondante, mêmes symptômes, fièvre un peu plus forte, pouls 130, température 38°5. Même traitement.

Le 9, la fièvre est tombée, pouls 80, température 37 ; dysphagie, l'adénite diminue, la céphalée n'existe plus. Les jours suivants, la malade continue à bien aller.

Voyons maintenant que les faits nous sont connus, les déductions que nous en pouvons tirer. Et d'abord l'étiologie. — La cause de l'épidémie ne me semble pas douteuse pour cette année : Le premier cas s'étant montré dans une maison où, l'année dernière, deux enfants sont morts de dyphtérie et il est notoire que cette maison a été mal désinfectée ou tout au moins imparfaitement. De plus, ce petit hameau dit la Paroisse, par lequel l'épidémie de l'année dernière avait également débuté, est composé de quelques maisons de cultivateurs qui sont entourées de fumiers et d'immondices de toutes sortes ; le sol y est très peu perméable, c'est ce que, dans le pays, on appelle la terre forte, on y fait de très belles cultures et l'on répand dans les champs des fumiers de toutes provenances et de toute nature, on y élève beaucoup de volailles, elle y vit en liberté et ne rentre au poulailler qu'à la nuit. Dans ces conditions, si nous nous rangeons à l'avis de Tessier, Boissy, Janssens, Delthil, Longuet, nous sommes amenés à reconnaître que le bacile de Lœffler doit trouver là un milieu de culture propice. Il y a été ensemencé fortuitement, y a pullulé sous l'influence atmosphérique et s'est propagé quand son moment est venu. Comme véhicule tout naturel, il avait le ruisseau dont j'ai parlé plus haut et qui passe au sud de Billy ; sur ses rives, il rencontre des oasis de sa prédilection et le vent du Sud-Ouest aidant, l'ensemencement des cours, des hangards, des ruelles sales et tortueuses et des tas d'immondices si nombreux dans Billy se trouve ainsi fait. Il serait intéressant de rechercher si, dans les points que je signale, on peut retrouver le germe du contage. C'est une question que je n'ai pu encore aborder, mais je serai bientôt à même d'entreprendre ces recherches longues et minutieuses ; je ne sais quel en sera le résultat. Mais pour l'instant, ma théorie du ruisseau me semble plausible ; je la donne pour ce qu'elle peut valoir, me réservant de la confirmer ou de la réfuter quand je saurai positivement si l'infiniment petit, cause de tant de maux, se trouve bien là où je le suppose.

MARCHE. — Les numéros d'ordre des cas montrent des zigzags assez bizarres dans le cheminement de la maladie, mais qui peuvent très bien s'expliquer par le ruisseau et le vent du Sud-Ouest ; ils permettent néanmoins de retrouver deux foyers principaux de la maladie, l'un initial au hameau de la Paroisse, distant du bourg d'environ 600 mètres, l'autre terminal au Nord Nord-Ouest de Billy. C'est de la Paroisse qu'est partie l'épidémie de la maison numéro 1, où, nous l'avons vu, il y a eu deux décès l'année dernière au mois d'octobre, et cette année, encore au mois d'octobre, le dernier enfant de la même famille mourait également de diphtérie.

Le numéro 2 est situé au midi de Billy.

Le numéro 3 reparait au point d'origine, à la Paroisse.
Le numéro 4 se rapproche de Billy au Sud-Est.
Le numéro 5, c'est encore à la Paroisse.
Le numéro 6, au Nord-Est, à 400 mètres environ de Billy.

Les six autres cas sont groupés au Nord-Nord-Ouest de Billy, presque porte à porte ; là nous reconnaissons bien la caractéristique de l'épidémie qui frappe à toutes les portes, en épargnant quelques rares ; mais dans les grands sauts du début, la marche du contage est plus difficile à suivre et ma théorie semblerait prévaloir, d'autant mieux que la population affolée fuyait les maisons contaminées.

Le numéro 1, pourtant, explique le numéro 3 puisqu'il y a eu contagion directe ; mais les numéros 2, 5, 6, n'avaient approché les autres malades, 7 non plus, mais comme c'est une auberge où l'on a pu aller d'une des maisons atteintes, nous ne saurions le compter.

L'épidémie a porté aussi bien sur les adultes que sur les adolescents et les enfants ; de ce côté rien à signaler, si ce n'est que pas un homme ou garçon n'a été contaminé.

GRAVITÉ. — Sur ces douze cas, six ont été d'une gravité particulière ce sont : les numéros 1, 2, 3, 5, 8, 11. En effet, 1 et 3 sont morts sans que l'examen bactériologique ait pu être fait et bien certainement sans l'emploi du sérum, 2, 8 et 11 n'auraient pas survécu non plus. Chez ceux qui ont survécu, l'examen bactériologique, quand il a été fait, a démontré chez 6 et 9, la présence du bacille de Lœffler seul et en petit nombre. 5 avait le bacille de Lœffler en très grande abondance ; 8 avait le bacille de Lœffler associé au coccus de Brizou. 11 avait le bacille de Lœffler associé au staphylacoque, 7 et 12 n'ont pas été examinés, 2 non plus, mais le simple examen clinique ne laissait aucun doute sur la nature du mal.

En résumé, nous sommes arrivés à une mortalité de 17,5 0/0 tandis que sans le sérum, je crois pouvoir affirmer, en admettant encore qu'il n'y ait pas eu des cas plus nombreux, que nous aurions eu trois décès de plus, ce qui aurait porté la mortalité à 41,66 0/0.

SYMPTOMES. — Les symptômes qui m'ont le plus frappé durant cette épidémie, peuvent se rattacher à l'habitus, aux symptômes généraux, à la fièvre, à la déglutition et aux manifestations du côté de la gorge.

HABITUS. — Dans les cas légers, je n'ai remarqué que fort peu de changement dans l'habitus des malades, même chez les enfants ; dans les cas sérieux au contraire, aussi bien chez les adultes que chez les enfants, la prostration était extrême et je ne saurais mieux la comparer qu'à celle du début d'une fièvre typhoïde.

Le faciès, dans les cas légers, n'avait non plus rien d'anormal ; mais dans les cas graves, il était devenu plombé et j'ai remarqué que l'atténuation de ce symptôme se produisait de suite après l'expulsion des fausses membranes.

La céphalée est de règle au début ; elle a été parfois fort vive avec exacerbations très irrégulières.

Le frisson initial, premier signe d'une infection généralisée, n'a jamais fait défaut, mais il a eu cette particularité que sa durée était courte. Tous mes malades ont accusé très nettement une succession de petits frissons comme premier signe prémonitoire, pendant huit à dix heures avant la céphalée et la courbature. Cette dernière n'a fait que succéder à la céphalée et a été fort peu intense.

L'ADÉNITE. — A été constante, rarement indolore, parfois très intense et très douloureuse, principalement localisée à la région sous-maxillaire du côté où les fausses membranes se sont montrées en premier lieu ; elle a persisté huit à dix jours après la guérison et s'est toujours terminée par résolution.

Il ne m'a pas été donné de rencontrer une seule fois d'albumine dans les urines de mes malades.

DÉGLUTITION. — Rarement troublée ; au début, les malades accusaient simplement un peu de sécheresse de la gorge. La dysphagie ne s'est réellement montrée qu'à l'apparition des fausses membranes pour acquérir son summum d'intensité à leur chute et persister quelques jours après leur disparition complète.

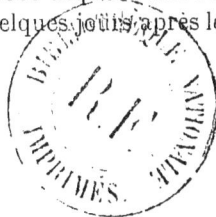

FIÈVRE. — Les symptômes fébriles ont eu une grande impor-
tance pour moi ; j'ai pris avec soin les tracés qui accompagnent
mes observations et ils montrent une corrélation intime entre le
pouls et la température. Dès le début, il y a une poussée très
marquée et le lendemain du début de la maladie, époque la plus
rapprochée à laquelle j'ai vu mes malades, la température était
au moins de 38°, le pouls de 120 à 130 ; le second jour, j'ai relevé
jusqu'à 39°7 et 154 pulsations, mais cela dans les cas graves seulement. Dès qu'une intervention énergique s'est produite, nous
voyons une chute rapide dans les tracés de 1° à 2° même, le pouls
suit la même marche ; je l'ai vu tomber de 142 à 104 et de 154 à
122 dans l'espace de douze heures. Les jours suivants, cette
marche décroissante continue jusqu'à ce que le pouls et la
température soient à la normale. C'est sur cette brusque défer-
vescence que je me suis basé pour promettre une prompte guérison à des malades bien gravement compromis encore, mais qui
ont heureusement vu mes prévisions se réaliser. C'est par l'injection du sérum que j'ai obtenu la chute thermique la plus
prompte et la plus marquée.

GORGE. — Du côté de la gorge, j'ai remarqué chez les malades
que j'ai pu voir avant l'apparition des fausses membranes, de la
congestion pure et simple qui, en dehors de l'état fébrile et de la
constitution médicale du moment, n'aurait certes pas éveillé
l'idée d'une engine grave ; la salivation était abondante, souvent
et surtout chez les enfants elle était énorme ; c'était un véritable
jettage. Les fausses membranes se sont montrées du deuxième au
troisième jour après le début, leur apparition n'a qu'une seule
fois été retardée au quatrième jour ; toujours très adhérentes,
leur prolifération a été d'autant plus rapide que les cas étaient
plus graves. J'ai vu une plaque grande comme une pièce de vingt
centimes s'étendre, en douze heures, à tout l'isthme du gosier, le
voile du palais, les amygdales, les piliers et le pharynx étaient
ainsi envahis. Sous l'influence du traitement, dans les cas qui se
sont terminés par guérison, ces fausses membranes se sont dès le
second jour, entourées d'un sillon rouge vif ; elles sont devenues
moins adhérentes et ont fini par tomber soit en bloc, soit par
lambeaux, du troisième au quatrième jour du traitement. Elles
ne se sont pas reproduites à proprement parler, mais à leur

place s'étalait une mince pellicule d'un blanc laiteux, laissant voir par transparence la muqueuse sous-jacente et cette pellicule ne renfermait point le bacille de Lœffler. L'époque de la chute des fausses membranes est l'une des phases les plus critiques de la maladie, car elle offre des crises de suffocation bien effrayantes pour l'entourage, mais alors si une main exercée était là pour enlever la cause mécanique de l'accident, tout rentrerait en ordre ou bien un vomitif donné en temps opportun, sous forme d'injection hypodermique, d'apomorphine par exemple, ne serait-il pas tout indiqué ? Après la chute des fausses membranes, la muqueuse reste à vif, mais ne tarde pas à se recouvrir d'un épithélium neuf et son aspect redevient rapidement normal.

L'EXAMEN BACTÉRIOLOGIQUE. — N'a pu être fait dans tous les cas ; mais ceux dans les quels j'ai pu me le procurer n'étaient pas douteux, puisque chaque fois comme je l'ai dit il y a un instant, le bacille de Lœffler a été constaté en plus ou moins grand nombre ou bien associé au coccus de Brizou ou au staphylacoque ; il n'y a pas eu d'association au streptocoque ; peut-être les deux cas mortels en étaient-ils ?

MARCHE. — La dyphtérie a suivi dans cette épidémie sa marche normale. En effet, dans les deux cas très graves où le sérum n'a pas ou n'a été employé que trop tardivement, la mort est survenue du troisième au quatrième jour. Dans les cas soignés à temps, la cessation des symptômes graves n'a pas tardé plus de quatre à cinq jours à partir du début et dès le huitième jour, les malades ont pu être regardés comme convalescents.

Comme accidents consécutifs, j'ai signalé deux cas de paralysie du voile du palais.

TRAITEMENT. — C'est dans cette épidémie que j'ai eu la satisfaction de voir réussir entre mes mains l'antitoxine de Roux. Il n'a pas tenu à moi d'employer le sérum dans tous les cas, ma provision étant minime, et l'on sait combien il est difficile de s'en procurer, même actuellement ; le premier tube que j'ai eu en ma possession me vient de l'obligeance de mon excellent confrère le docteur de Lageneste. J'ai donc dû réserver le peu du précieux liquide qu'un heureux artifice m'a permis de me procurer en plus, aux cas les plus sérieux, à ceux que je regardais comme devant être mortels, vu l'abondance du bacille de Lœffler et ses associations, ce qui m'interdisait tout espoir. Comme mes observations le démontrent, ce produit n'a pas entre mes mains failli à sa bonne et juste renommée.

Les effets ont été palpables et rapides ; en douze heures, une cédation, marquée de symptômes fébriles, a constamment démontré l'efficacité du sérum.

L'injection est absolument indolore en dépit de sa quantité qui, de prime-abord, semble monstrueuse. Le gonflement qu'elle occasionne disparaît en quelques heures ; une seule fois j'ai eu un accident consécutif, c'est à mon observation n° 11 ; après la seconde injection, il s'est produit une ecchymose grande comme la main et qui a disparu en quelques heures ; sans laisser la moindre trace. Je ne rappellerai pas ici la technique de l'injection, elle est assez connue et assez simple pour que j'insiste à son sujet.

Dans les cas moins graves, j'ai employé les deux collutoires suivants :

L'un composé de :
- Ichthyol . . . . 4 grammes
- Glycérine neutre. . . . . 30 —

L'autre composé de :
- Acide salicylique . . . . 2 —
- Glycérine neutre . . . . 30 —

appliqués alternativement toutes les heures.

Pour leur emploi, la personne chargée de ce soin prenait chaque fois un bourdonnet neuf de ouate hydrophile bien fixé à un petit bâtonnet et de suite après l'opération, le mettait au feu ; en plus et dans tous les cas de fréquentes irrigations de la bouche avec de l'eau boriquée à 5 grammes par litres ; et comme boisson, de la limonade citrique.

J'ai nourri mes malades uniquement de bouillon gras, en aussi grande quantité qu'ils en pouvaient prendre.

PROPHYLAXIE. — Naturellement j'ai insisté énergiquement auprès des familles pour faire autant d'antisepsie que possible : des pulvérisations d'eau phéniquée, l'usage de l'eau bouillie, de l'eau boriquée, j'ai aussi employé les évaporations non interrompues de goudron et de térébenthine qui m'avaient donné de bons résultats, autre fois quand j'en faisais à Nogent-sur-Marne, sous la direction de mon confrère et ami le docteur Delthil, qui venait de créer et préconisait alors cette pratique. Je faisais flamber les cuillers qui avaient touché le malade, en un mot, je crois avoir fait tout ce que nous pouvons faire chez nos malades peu fortunés des champs. Quelques maisons ont été désinfectées avec des pulvérisateurs venus de l'Hôpital de Vichy, sur la demande de la Mairie; d'autres ont été blanchies à la chaux et le linge lessivé à l'eau fortement phéniquée; quelques familles enfin, malgré mes objurations, n'ont rien fait ou à peu près.

J'ai de plus, dans le but d'empêcher la diffusion de l'épidémie, fait renvoyer de l'école pour un mois, les enfants des maisons dans lesquelles s'était produit un cas de diphtérie qu'elle qu'en ait été la gravité.

Telle a été cette année l'endémo-épidémie de diphtérie à Billy; je dis endémo-épidémie, parce qu'elle se reproduit chaque année depuis trois ans, qu'elle est restée jusqu'à ce jour absolument circonscrite aux points que j'ai signalés, enfin parce qu'elle a pris naissance sur place, car nulle région des environs n'était contaminée, quelques cas se sont produits à Cusset, qui est à dix ou douze kilomètres de Billy, mais postérieurement aux premiers de cette dernière localité.

L'année dernière, le quartier Ouest avait été particulièrement frappé; cette année il a été épargné de même que le quartier Est.

En terminant cette étude, qu'il me soit permis d'apporter mon faible contingent de félicitations, d'admiration et de reconnaissance au docteur Roux. C'est en parfaite connaissance de cause que j'ose aujourd'hui affirmer ma foi profonde en sa précieuse découverte; mais je déplore que les exigences de Paris privent tant de régions, qui ne sont certes pas étrangères à son opulence, du sérum auquel tant de familles devraient l'un de ses menbres et tant de médecins la joie d'arracher à la mort l'un de ces petits malades, si désagréables souvent et toujours si dificiles à soigner comme on le voudrait.

Une autre chose rend encore plus précieux le traitement de la diphtérie par la sérumthérapie, c'est qu'avec lui nous n'avons plus le souci d'être contraints à faire in extremis une trachéotomie, dont l'issue n'est que trop souvent hélas, fatale au malade. Grâce à l'heureuse influence du sérum, donné à temps à un diphtérique, nous arrêtons la marche envahissante des fausses membranes ; partant, plus d'asphyxie à redouter et si quelque symptôme de ce genre se produisait, dans les cas très graves, dans ceux par exemple ou l'association microbienne paralyse momentanément l'effet de l'antitoxine, nous pouvons éviter le traumatisme opératoire en faisant l'intubation du larynx, opération éminemment Française, puisque c'est Bouchut, notre ancien maître, qui en fût le créateur, ainsi que j'ai eu l'honneur de le démontrer dans un travail paru en 1891, sous le titre : « Le tubage du Larynx. »

Nous connaissons tous la bénignité de l'intubation, de plus la présence du tube dans le larynx sera de courte durée, les fausses membranes étant comme nous l'avons vu, rapidement expulsées et dans l'espace d'une journée, au plus deux nos malades seront hors de danger. L'intubation, autrefois si compliquée, a suivi elle aussi et fort heureusement la loi progressive des choses humaines, grâce aux nouveaux instruments qu'un fabricant de Lyon met actuellement à notre disposition ; le tubage est mis à la portée de tous et les tubes de Bouchut et d'O'Dwyer doivent céder le pas aux nouveaux.

Aussi je me crois, en terminant ce travail, autorisé à répéter avec le chirurgien de Lyon, le docteur Ferrand : « Si je rends « honneur au véritable auteur de la trachéotomie, quels honneurs « ne méritera pas celui qui parviendra à nous en délivrer. » En y ajoutant : serait-ce Roux ? Je le désire, je l'espère et je le crois.

ADDENDA

A cette communication, je crois devoir joindre les observations suivantes, dont l'intérêt ne me semble point douteux, aussi bien au point de vue de la diphtérie qu'à celui de la sérumthérapie. Elles ont été prises à Saint-Germain-des-Fossés, distant de Billy de trois kilomètres au sud de cette dernière commune.

Là encore, la maladie fait depuis trois ans son apparition annuelle ; l'année dernière elle a été particulièrement meurtrière et les maisons ont été si mal désinfectées, que logiquement on peut dire qu'elles ne l'ont point été. A Saint-Germain-des-Fossés, la diphtérie s'est jusqu'à ce jour montrée dans les quartiers où elle a sévi avec le plus d'intensité, l'année dernière : dans le quartier du Pont-de-la-Planche et à Teinturière.

Le Pont-de-la-Planche est un quartier bas, humide et à 230 mètres d'altitude, enserré entre un ruisseau le Mourgon et la ligne du chemin de fer. Teinturière est un hameau de quelques feux, situé au nord de Saint-Germain-des-Fossés, à 280 mètres d'altitude environ.

Tels sont les endroits où j'ai observé les cas suivants, que je rapporte suivant leur ordre d'apparition.

PREMIER CAS

Vu le 26 novembre, garçon de 5 ans, dans la nuit, c'était le cinquième jour depuis le début de la maladie ; très déprimé, faciès plombé, dyspnée très intense, avec bruit de drapeau, voix éteinte et toux croupale, jetage abondant surtout par le nez, d'où sort abondamment une sanie rougeâtre et spumeuse ; la fièvre est intense. Pouls 130, température 39° 1.

La gorge est tapissée de fausses membranes très adhérentes, le larynx et la trachée sont envahis, l'auscultation permet de constater de la broncho-pneumonie. La déglutition est très difficile, l'adénite très forte et très douloureuse ; par instants délire violent. Première injection de sérum à deux heures du matin ; le 27, même état qui s'est plutôt aggravé, l'enfant s'endort constamment, alors la respiration s'arrête, il se cyanose. Pouls, 105, température, 36°8 ; les fausses membranes se sont étendues, elles semblent plus épaisses, l'état du poumon est encore plus mauvais que pendant la nuit. Sur les instances de la famille, nouvelle injection de sérum à dix heures du matin, l'enfant meurt dans la soirée. L'examen bactériologique n'a point été fait.

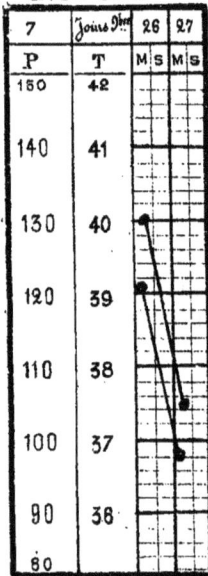

L'année dernière, un enfant est mort de diphtérie dans la même maison qui n'a pas été désinfectée. J'ai demandé cette année, dans ma déclaration légale, une désinfection rigoureuse du logement.

a. 1ᵉʳ cas

7	Jours 9bre	26		27	
P	T	M	S	M	S
150	42				
140	41				
130	40				
120	39				
110	38				
100	37				
90	36				
80					

DEUXIÈME CAS

Le 4 décembre, j'étais appelé dans le même quartier, à quelques mètres de la maison où venait de mourir l'enfant, sujet du premier cas, pour une fillette de 13 ans. Nous en étions au troisième jour de l'invasion qui s'est manifestée par de la céphalée, de la courbature, un peu de fièvre, des frissons courts et répétés.

A ma visite, l'enfant est très prostrée, a de la dysphagie, de la dyspnée, de l'adénite sous-maxillaire modérément douloureuse, rien à la poitrine, pas d'albumine. Les deux amygdales sont recouvertes de fausses membranes peu adhérentes et peu épaisses, rougeur généralisée de toute la gorge. Fièvre relativement peu intense, pouls 120, température 38°4.

N'ayant plus de sérum pour l'instant, je donne les collutoires à l'ichthyol et à l'acide salicylique.

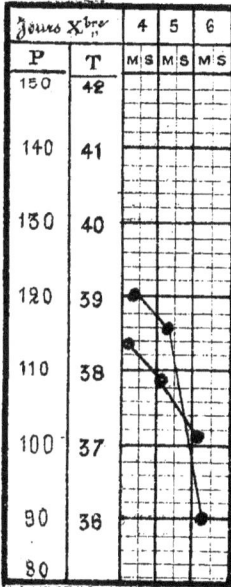

Le 5, état général meilleur, pouls 116, température 37°9. Les fausses membranes semblent vouloir se détacher.

Le 6, état général satisfaisant, pouls 90, température 37°2, chute des fausses membranes. Dysphagie intense, l'adénite persiste, plus de céphalée ni de courbature : gargarismes émollients.

Les jours suivants le mieux s'accentue.

Les fausses membranes renfermaient quelques rares bacilles de Lœffler, sans association.

Dans cette maison comme dans celle précitée, un enfant est mort de diphtérie l'année dernière, et elle n'avait pas été désinfectée ; cette année, j'ai demandé dans ma déclaration que cette précaution soit prise.

a. 2ᵉ cas

Jours Xᵇʳᵉ		4	5	6
P	T	M S	M S	M S
150	42			
140	41			
130	40			
120	39			
110	38			
100	37			
90	36			
80				

TROISIÈME CAS

A cette même époque (dans les premiers jours de décembre), un autre enfant du même quartier du Pont-de-la-Planche, commence à se plaindre de la gorge, ses parents, m'a-t-on dit, l'emmènent au loin, espérant fuir la maladie et l'enfant meurt de diphtérie en arrivant à Dôle, où on l'avait emmené.

QUATRIÈME CAS

Garçon de 9 ans, habitant Teinturière, revient de l'école le 5, en se plaignant de la tête, il frissonne toute la soirée, a des vomissements bilieux, se plaint de dysphagie et de fièvre.

Je le vois le 6, à quatre heures du matin et constate, à ma première visite, les symptômes suivants : L'enfant est très prostré, il respire péniblement, a un peu de tirage, le passage de l'air

produit le clapotement appelé bruit de drapeau, une sanie rougeâtre et spumeuse coule abondamment de ses narines, il a une
salivation profuse, sa voix est éteinte et les sons se perçoivent

a. 3ᵉ cas

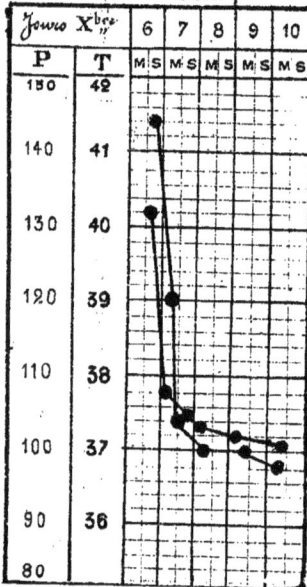

difficilement, il a la toux croupale et accuse une céphalée très
violente, l'adénite sous-maxillaire est très prononcée et très
douloureuse, la dysphagie est
extrême. Le teint est plombé et
la fièvre est violente. Pouls 144,
température 40°2.

La gorge très congestionnée
présente une rougeur lie de vin
très accusée et qui frappe au
premier abord, les amygdales
sont recouvertes de fausses membranes très adhérentes et très
épaisses. Voulant me rendre un
compte exact de l'état du larynx,
je mets un ouvre-bouche à l'enfant et le miroir laryngien me
fait conster : que le larynx tout
entier est tapissé de pseudo-
membranes, dont deux pendent des aryténoïdes dans la cavité laryngienne. Je n'ai pu voir au-delà des cordes inférieures, l'examen
étant des plus difficile, dans ces conditions et occasionnant des
spasmes d'une violence extrême ; j'ai été heureux de constater de
visu l'état de ce larynx envahi par la diphtérie, mais je crois plus
prudent de renoncer à cette intéressante investigation qui
pourrait devenir très dangereuse pour peu qu'on la prolonge. La
cavité laryngienne avait dans ce cas un aspect tout à fait anormal,
grâce à son revêtement de pseudo-membranes et à sa couleur,
en outre, l'un des ventricules, le droit, disparaissait sous son
manteau diphtérique, le gauche conservait un semblant de
sa forme normale, les cordes supérieures de même que les aryténoïdes étaient empâtés et leur volume augmenté diminuait d'autant les dimensions de la cavité laryngienne, l'épiglotte semblait
triplée de volume, néanmoins, les mouvements de l'organe
avaient conservé presque toute leur intégrité.

Le poumon n'a rien encore.

Dans ces conditions, je fais, à deux heures de l'après-midi, une injection de sérum de 20cc, avec les précautions usuelles d'antisepsie et fais faire, pour tout traitement, des injections d'eau boriquée à 10 %, faites toutes les deux heures dans la bouche, à l'aide d'une poire à injections, de la limonade citrique et des évaporations non interrompues de goudron dans la pièce.

L'examen des fausses membranes a été fait ; elles renferment une profusion des baciles de Lœffler, associés à un non moins grand nombre de streptocoques. Le 7, la nuit a été mauvaise, l'enfant a eu la fièvre très fortement jusque vers les huit heures du matin ; cependant, quand je le vois, à dix heures environ, le pouls donne 120 et le thermomètre, que j'ai placé trois fois pour bien être certain de son indication, me donne 37°7 ; la veille, il m'avait donné 40°2.

Les autres symptômes sont les mêmes que la veille, sans atténuation, sauf l'écoulement du nez qui a cessé.

N'ayant pas encore reçu le sérum que j'attendais, je remets au soir la seconde injection ; en effet, à six heures du soir, je revois mon malade, la respiration semble meilleure, l'enfant a expulsé un grand nombre de fragments de fausses membranes à la suite de ces lavages de la bouche, les vomissements billeux continuent et entraînent également des peaux. Le délire est parfois très violent et le malade, pendant ces acalmies, est dans un état nerveux très violent. La fièvre ne reprend pas, pouls 104, température 37°4. L'état de la gorge semble moins mauvais, les membranes semblent se faner, elles s'entourent d'un sillon rouge vif, très net ; seconde injection 10cc de sérum.

Le 8, je vois le malade vers dix heures du matin, état général très bon, pouls 104, température 37°1. La respiration continue à s'améliorer, de nombreux fragments de fausses membranes ont été expulsés, les plaques des amygdales se détachent, j'en extrais moi-même une énorme, mesurant environ trois centimètres sur quatre et deux milimètres d'épaisseur, puis une seconde est entraînée dans un effort de vomissement, elle représente absolument le moule de deux aryténoïdes, la dysphagie est extrême. Troisième injection de 10cc de sérum ; même traitement.

Le 9, au matin, l'enfant chante sur son lit, état général excellent, pouls 100, température 37° ; la respiration est normale, on aperçoit plus de fausses membranes dans la gorge. Je n'ose renouveler l'examen laryngien, la gorge étant très enflammée et la dysphagie des plus intense, l'enfant prend cependant assez facilement du bouillon gras. Beaucoup de fausses membranes ont été expulsées depuis la veille.

L'adénite persiste mais est moins douloureuse ; je donne une potion à l'extrait de quinquina et des gargarismes émollients.

Les jours suivants, l'amélioration se maintient.

CONCLUSIONS

De ces seize observations, je crois pouvoir tirer les conclusions suivantes :

1° La contamination se fait le plus souvent de proche en proche, ou par l'habitation de locaux infectés.

2° Le bacille de Lœffler peut demeurer latent dans une maison pendant une, deux et même trois années, et infecter les habitants après ce laps de temps.

3° La désinfection des maisons où s'est produit un cas de diphtérie, doit donc être faite de la façon la plus minutieuse.

4° La médication par le sérum anti-diphtérique de Roux s'impose actuellement, elle doit être appliquée à une époque aussi rapprochée que possible du début de l'infection, quelques soient les symptômes observés.

5° La chute thermique marquée, que l'on observe de douze à vingt-quatre heures après la première injection de sérum, peut et doit faire espérer une issue favorable.

6° Toute médication locale énergique est inutile, je la croirais plutôt nuisible.

7° La trachéotomie doit être de plus en plus bannie du traitement de la diphtérie, le tubage du larynx suffisant à parer aux accidents asphyxiques qui sont de courte durée.

Dᵣ DE LA MALLERÉE.

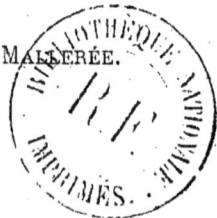